BEI GRIN MACHT SICH IHR WISSEN BEZAHLT

AF167153

- Wir veröffentlichen Ihre Hausarbeit, Bachelor- und Masterarbeit

- Ihr eigenes eBook und Buch - weltweit in allen wichtigen Shops

- Verdienen Sie an jedem Verkauf

Jetzt bei www.GRIN.com hochladen und kostenlos publizieren

Wie finden Schwangere verständliche Informationen im Krankenhaus? Eine Schulung der Hebammenschülerinnen zum Thema Health Literacy Bericht

Damaris Lahmann

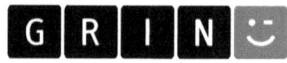

Bibliografische Information der Deutschen Nationalbibliothek:

Die Deutsche Nationalbibliothek verzeichnet diese Publikation in der
Deutschen Nationalbibliografie; detaillierte bibliografische Daten sind
im Internet über http://dnb.d-nb.de abrufbar.

ISBN: 9783346380845
Dieses Buch ist auch als E-Book erhältlich.

Druck und Bindung: Books on Demand GmbH, Norderstedt Germany
Gedruckt auf säurefreiem Papier aus verantwortungsvollen Quellen

Das vorliegende Werk wurde sorgfältig erarbeitet. Dennoch
übernehmen Autoren und Verlag für die Richtigkeit von Angaben,
Hinweisen, Links und Ratschlägen sowie eventuelle Druckfehler keine
Haftung.

Das Buch bei GRIN: https://www.grin.com/document/989424

Wie finden Schwangere verständliche Informationen im Krankenhaus?
Eine Schulung der Hebammenschülerinnen zum Thema Health Literacy

Bericht über das Praktikum an der Hebammenschule des Krankenhauses   09.03.20–03.05.20

Vorgelegt von Damaris Lahmann

Inhaltsverzeichnis

1 Einleitung

Menschen, die in ihrer Gesundheitskompetenz (Health Literacy) eingeschränkt sind, laufen Gefahr, im Bedarfsfall inadäquate Behandlungs- und Pflegeleistungen zu erhalten. Für Patienten und Klienten von Gesundheitsleistungen sind geeignete Informationen und Beratung wichtig, um Entscheidungen über Behandlungsoptionen treffen zu können. Allerdings erreichen Patienten und Klienten diese Informationen aber nur unzulänglich (Schwartz et al. 2016).

Gerade für Schwangere ist eine Beratung mit den nötigen Informationen über alle gesundheitsbezogenen Themen wichtig, da es sich hier nicht nur um den besonderen Lebensabschnitt mit Schwangerschaft, Geburt und Wochenbett handelt, sondern Frauen mit ausreichender bis exzellenter Gesundheitskompetenz diese auch im weiteren Lebenslauf ihren Familien zu Gute kommen lassen. Schaeffer et al. weisen auf die Wichtigkeit der zugenommenen Entscheidungsverantwortung in allen Lebenswelten und Alltagsbereichen hin (Schaeffer et al. 2018: 13).

Schaeffer et al. führen aus, dass nach verschiedenen Studien zur Gesundheitskompetenz festgestellt werden muss, dass der Bevölkerungsanteil mit eingeschränkter Kompetenz in Deutschland bei 54,3 % liegt und damit als sehr hoch anzusehen ist. Eine Übersicht über die Studienergebnisse stellt Abbildung 1 da (Schaeffer et al. 2018: 22).

Abbildung 1: Ausprägung der Gesundheitskompetenz in Deutschland

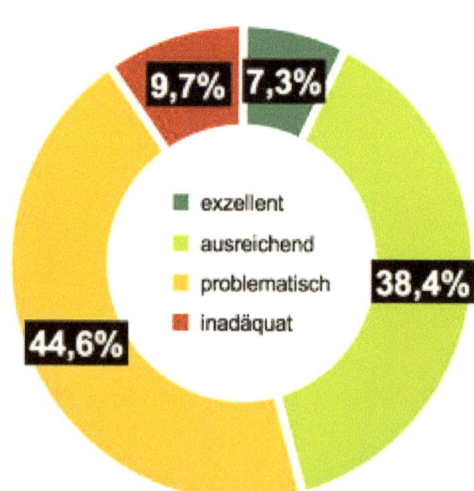

Quelle: Nationaler Aktionsplan Gesundheitskompetenz

3

Die Untersuchung im Praktikum soll einen Überblick geben, wie es um die Informationsbereitstellung Seitens eines Krankenhauses bezogen auf die Gruppe der Schwangeren steht. Es wird ein Ansatz gezeigt, um zukünftige Fachgruppen (am Beispiel von Hebammenschülerinnen) für dieses Thema zu sensibilisieren, die Möglichkeiten der Betroffenen im klinischen Kontext einschätzen zu können, sowie Handlungsoptionen zu erarbeiten, welche an die Zielgruppe vermittelt werden können.

Die Literatur für den theoretischen Hintergrund der Praktikumsfrage ergab sich aus einem Expertinnengespräch mit   , wissenschaftliche Mitarbeiterin und Dozentin   .
Forschungsschwerpunkt liegt im Bereich Patientenorientierung und Gesundheitsbildung.

2 Beschreibung des Vorhabens

2.1 Definition Health Literacy

Health Literacy ist der international gebrauchte Begriff für Gesundheitskompetenz. „Health" ist direkt zu übersetzen mit Gesundheit und „Literacy" meint die Fähigkeit, sinnentnehmend zu lesen, zu schreiben und weitergefasst auch zu sprechen, zuzuhören und eine Zahlenkompetenz zu besitzen, sowie den Umgang mit Zahlensystemen zu beherrschen. Health Literacy stellt den Zusammenhang zwischen diesen Fähigkeiten und Gesundheit da. Dazu kommen die Fähigkeiten, passende Informationen zu finden, zu Bewerten und für sich selber in Wissen und Verhalten um zusetzten (Schaeffer et al. 2012: 12). Dazu ist es nötig, mit Informationstechnologien umgehen zu können sowie Interaktions- und Problemlösungskompetenz zu besitzen.

Das Robert Koch Institut (RKI) definiert dies als „Die Fähigkeiten und Fertigkeiten, Gesundheitsinformationen zu finden, zu verstehen, zu bewerten und für gesundheitsbezogene Entscheidungen anzuwenden […]. Hierbei geht es nicht nur um Lese- und Schreibfähigkeit, sondern auch um Wissen, Motivation und Kompetenzen, um sich im Alltag über das Gesundheitswesen, die Krankheitsprävention und die Gesundheitsförderung eine Meinung zu bilden und Entscheidungen zu treffen, die die Lebensqualität im Lebensverlauf erhalten oder verbessern." (RKI 2019).

Bauer et al. definieren es im deutschsprachigen Raum als ein relatives und nicht als ein absolutes Konzept. Damit wird beschrieben, dass Health Literacy nicht nur von den persönlichen Fähigkeiten und den eigenen Ressourcen abhängt, sondern auch von strukturellen und sozialen Komponenten (Bauer et al. 2017: 12).

Abbildung 2: Drei-Stufen-Modell zur Gesundheitskompetenz nach Nutbeam

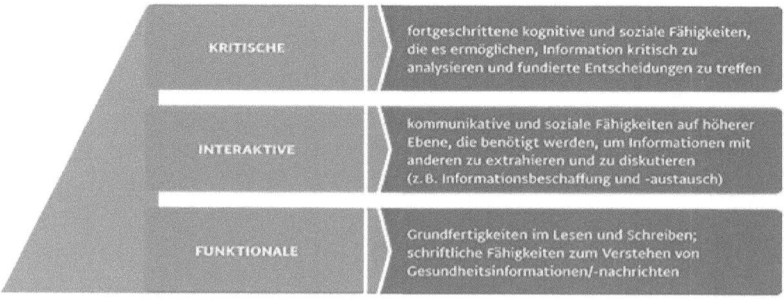

Quelle: Kolpatzik 2019: 11

Das Stufenmodell von Nutbeam (siehe Abbildung 2) unterteil diese Kompetenzen in drei aufeinander folgende Stufen. Daraus lassen sich passgenaue Maßnahmen zur weiteren Steigerung der Gesundheitskompetenz entwickeln, was zu nachhaltigen und langfristigen Interventionen führt. Der Ansatz zur Steigerung wird in sechs Zielbereichen gesehen. Diese sind das Gesundheitssystem, das Bildungssystem, die Medien, das häusliche Umfeld, der Arbeitsplatz und politische Vorgaben. In diesem Praktikum werden die Hebammenschülerinnen unterschiedlich viele Bereiche davon bei ihrer Zielgruppe als immanent erleben, trotzdem wird es weit mehr als nur das Gesundheitssystem betreffen (Kolpatzik 2019:10 – 17).

2.2 Was ist die Zielsetzung?

Das Projekt hat zum Ziel, Hebammenschülerinnen zu befähigen, ihre zukünftige „Betreuungsgruppe der Schwangeren" fachgerecht zu unterstützen. Perspektivisch liegt hier der Fokus auf einer zielführenden, kultursensiblen Beratung der betreuten Frauen, deren Gesundheitskompetenz von den zukünftigen Hebammen eingeschätzt und zur Verbesserung unterstützt wird. Dafür ist es im Vorfeld nötig, den Hebammenschülerinnen die verschiedenen Ebenen der Gesundheitskompetenz zu vermitteln.

Den Abschluss soll ein aus der Evaluation hervorgehender Aktionsplan für die Teilbereiche „MitarbeiterInnenkommunikation: Ist-Zustand und Schulungspotential" sowie „unterstützende Umwelt im krankenhaus" darstellen.

2.3 Methodisches Vorgehen

Die Schülerinnen sollen sich nach einer umfassenden Schulung durch die Dozentin die Definition von Gesundheitskompetenz erarbeiten, die unterschiedlichen Bewertungsstufen, Kommunikationsstrategien und die Bedeutung von „Ask me three". Dazu sind verschiedene Lerneinheiten didaktisch aufbereitet und Kommunikationsübungen vorbereitet, in denen mit Unterstützung in Gruppenarbeit geübt sowie im Zweiergespräch angewandt werden sollen.

Im weiteren Verlauf ist die Aufgabe, dass die Schülerinnen an ihrem Ausbildungsort erkunden, in wie weit dort für die Frauen die Möglichkeit besteht, Gesundheitskompetenz zu erwerben oder zu steigern. Dazu wurden aus dem Pilottest „Selbstbewertungs-Instrument für die organisatorische Gesundheitskompetenz von Krankenhäusern" nach Dietscher et al. 2015 verschieden Module ausgewählt, mit denen eine Evaluation des Krankenhauses stattfinden soll (siehe Anhang 5). Dies sind der Selbstbewertungsbogen und der Standard 3 „MitarbeiterInnen für die gesundheitskompetente Kommunikation mit PatientInnen qualifizieren" (siehe Anlage 1 & 2).

Die leitende Zielfrage für die Hebammenschülerinnen ist: „Wie fördert dieses Krankenhaus die Kompetenz von Schwangeren?" Der patientenrelevante Endpunkt „Was muss ich tun, wo kann ich im   Krankenhaus Informationen finden, um eine Idee von Gesundheit in der Schwangerschaft zu bekommen?" soll untersucht werden.

Zur Untersuchung lässt sich bei den Aufnahmegesprächen mit den Schwangeren die Frage „Wie sind die Informationen verfügbar?" zielgenauer mit vertiefenden Fragen abklären:

- „Welche Bilder werden verwendet?"
- „Wie wird Sprache verwendet?"
- „In welchen Sprachen gibt es die Materialien für die Schwangeren?"
- „Was, Wo und Wie kann die Frau Informationen zu Geburt finden?"
- „Welche Informationen müssen enthalten sein?" und
- „Welche Fähigkeiten brauchen die Schwangeren, um sich in diesem Krankenhaus zurecht zu finden?"

Die Hebammenschülerinnen haben die Möglichkeit, in Kleingruppen zu üben, den Schwangeren Fragen zu stellen, um deren Gesundheitskompetenz besser einschätzen zu können. Dazu erfragen sie, was die Schwangeren bereits wissen und welche Informationen die jeweiligen Frauen noch brauchen.

Anschließend wird eine Auswertung der Schwangerenbefragung sowie des Selbstbewertungsbogens und des Bogens „Standard 3" durchgeführt, um den Ist-Zustand des   Krankenhauses bezogen auf die Förderung der Gesundheitskompetenz am Beispiel der Zielgruppe „Schwangere" darzustellen.

3 Hintergrund

3.1 Wo ist der Einsatzort?

Die Hebammenschule des   Krankenhauses   bildet in zwei
Kursen zu je fünfzehn Schülerinnen aus. Dies passiert in Zusammenarbeit mit dem
Ausbildungszentrum des Krankenhauses, in dem pro Jahr mehr als 250 Auszubildende in
allen Ausbildungsberufen rund um die medizinische Versorgung aufgenommen werden.
Der Kreißsaal gehört zur Versorgungstruktur des Krankenhauses.

Dieses ist ein 1852 gegründetes katholisches Haus mit siebzehn Kliniken, vier Instituten,
zahlreichen zertifizierten Zentren und Abteilungen, mehreren medizinischen
Versorgungszentren, einem ambulantem OP-Zentrum, fünf Fachärztezentren, 22 Stationen
(darunter eine Intensiv- und eine Frühgeborenenintensivstation), eine Überwachungs- und
eine Palliativstation, woraus sich insgesamt 502 Planbetten ergeben.

Das   Krankenhaus ist im Elisabeth Vinzenz Verbund (EVV) verortet. Der EVV
gehört bundesweit mit zu den zehn größten christlichen Trägerbünden von Krankenhäusern
und weiteren Einrichtungen im Gesundheits- und Sozialwesen. Zum EVV gehören fünfzehn
Krankenhäuser mit mehr als 3.800 Klinikbetten, vier Pflegeeinrichtungen, sieben
Ausbildungsstätten sowie weitere Einrichtungen.

Im   Krankenhaus sind 1631 Mitarbeiter beschäftigt. Es finden ca. 27.000
stationäre und 60.000 ambulante Behandlungen pro Jahr statt. Die Geburtenzahl liegt über
1.500 pro Jahr in drei Kreißsälen mit angeschlossenem OP.

3.2 Was hat dieses Praktikum mit Public Health zu tun?

Das Erkennen und Einschätzen der Gesundheitskompetenz ihrer Zielgruppe gehört in den
Arbeitsbereich einer Hebamme. Diese arbeitet mit Schwangeren, Gebärenden und jungen
Müttern sowie Familien. Die Information und Unterstützung durch die Hebamme ist im
Bereich Patientenschulung zu sehen, auch wenn Schwangere nicht prinzipiell als Patient
gilt, da Schwangerschaft und Geburt keine Krankheit darstellen.

Die Public Health Relevanz lässt sich für diesen Bereich aus der gemeinsamen Empfehlung
der Krankenkassen und der GKV zur Patientenschulung ableiten. Dort wird beschrieben,
dass die Schwangeren -ebenso wie Patienten- befähigt sein oder werden sollen, ein
besseres Selbstmanagement in Bezug auf ihre Thematik zu erlangen und Aktivitäten zur
Reduzierung von Beeinträchtigungen zu erlangen. Dadurch erhöht sich die Lebensqualität
und die Möglichkeit der individuellen Selbsthilfe (GKV 2017: 8).

Die wesentlichen Ziele für diese Zielgruppe sind daraus in Abhängigkeit der Lebensphase
zu betrachten. Das Hauptziel hinter den vielen Teilzielen ist die Stärkung der

Eigenverantwortung auf der Basis einer informierten Entscheidung, für sich selber und perspektivisch für die Kinder der Familie. Die Teilziele auf dem Weg zur informierten Entscheidung werden unter anderem in Kenntniserwerb, Verstehen von Hintergründen, Vermeidung von Krankheitspotentialen und Handlungskompetenz aufgeschlüsselt (GKV 2017: 8-9).

In der Zielgruppe der Schwangeren, Gebärenden und Familien geht es darum, die Vorteile einer Lebensgewohnheitsänderung und daraus resultierende langfristige Stabilisierung ihres Gesundheitszustandes zu erläutern. Dazu zählen die Information über weiterführende Beratungsangebote und angemessene Stressbewältigungsmethoden, eine Sensibilisierung der Körperbefindlichkeiten -wie zum Beispiel vorzeitige Wehen- und die Wichtigkeit von daraus resultierenden Arztbesuchen, um eine Frühgeburtswahrscheinlichkeit zu senken.

Gerade im Bereich Lebensgewohnheitsänderung zeigt sich am Beispiel von Gestationsdiabetes (GDM) die Tragweite einer geschulten Gesundheitskompetenz. GDM zählt zu den Vorboten einer manifesten Diabetes Typ II Erkrankung. Mit Information und Empowerment der Frauen unter Einbeziehung ihrer Ressourcen erleben viele bereits in der Schwangerschaft, wie sich eine Veränderung der Ernährungsgewohnheiten sowie eine Steigerung der Bewegungsgewohnheiten positiv auf die Blutzuckerwerte auswirkt. Das Ziel ist, diese Veränderung im Idealfall so zu verankern, dass eine Diabetes Typ II mit allen Folgeerkrankungen wie zum Beispiel Augenproblemen oder diabetischer Fuß vermieden werden.

Durch eine veränderte Gesundheitskompetenz der Frau profitiert die ganze Familie, da meist die Frauen für eine ausgewogene Ernährung und vermehrte Bewegung im Alltag zuständig sind.

4 Durchführung

In der ersten Woche des Praktikums wurde daran gearbeitet, von der theoretischen Planung, welche im Punkt 2.3 geschildert wurde, in die praktische Umsetzung zu kommen. Mit der Leiterin der Hebammenschule, Frau Dr. Schwenger-Fink, wurden die Einsatzzeiten im Unterricht sowie die zur Verfügung stehenden Zeiten im praktischen Einsatz der Schülerinnen abgeglichen. Der Unterricht wurde didaktisch und inhaltlich vorbereitet. Es wurde eine Präsentation vorbereitet, in der zum weiterführenden Verständnis Videosequenzen enthalten sind. Immer wieder waren kleine Übungseinheiten vorgesehen, um den Schülerinnen in der praktischen Übung Gelegenheit zu geben, eine zielgerichtete Kommunikation in der Beratung nicht nur zu erproben, sondern auch selbst zu erleben.

In der Durchführung des Projektes musste aufgrund der aktuellen Corona-Pandemielage wochenweise akut um geplant werden. Zu Beginn der zweiten Woche wurde Präsenzunterricht von der Landesregierung Niedersachsen auf unbestimmte Zeit untersagt. Als Möglichkeit, den Schülerinnen trotzdem die Inhalte nahezubringen, wurden Praxisanleitungstage durchgeführt, an welchen die Schülerinnen im praktischen Einsatz im Kreißsaal begleitet wurden. Dabei lag der Schwerpunkt darauf, den Hebammenschülerinnen einige Kommunikationsregeln in Bezug auf Gesundheitskompetenz zu vermitteln und zu üben (siehe Anhang 3). Manche Punkte, wie zum Beispiel das empathische Zuhören mit Augenkontakt, haben diese in den Aufnahmegesprächen mit den Schwangeren sehr schnell und gut umsetzen können. Die Regeln der direkten Kommunikation haben die Schülerinnen gekonnt angewandt. Sie verwendeten kurze und einfache Sätze, die wesentlichen Punkte haben diese mehrfach wiederholt und sie ermutigten die Frauen, auch gegenüber den examinierten Hebammen und Ärzten Fragen zu stellen, falls etwas nicht gut zu verstehen ist.

Schwieriger war es für die Schülerinnen, die nächsten Schritte zu erklären und den Frauen Handlungsoptionen zu eröffnen. Die Schülerinnen waren noch nicht weit genug ausgebildet, um die Frauen immer adäquat weiterleiten zu können. Ebenso zeigten sich hier Lücken in der bisherigen Organisation der Hebammensprechstunde, da keinerlei schriftliches Material zum Aushändigen an die Frauen oder Unterlagen zur Visualisierung von Zusammenhängen vorhanden war. Bereits ein Lageplan über das weitläufige Krankenhausgelände, auf welchem der Frau der Weg zur nächsten Behandlungsstation gezeigt wird, hätte den Schülerinnen die Beratung und den Frauen das Verstehen erheblich erleichtert.

Nach dieser Woche wurden für die Zeit bis zum Ende des Praktikums sämtlicher direkter Unterricht untersagt. Die Hebammenschülerinnen waren komplett auf den verschiedenen Stationen des Krankenhauses eingeteilt und es gab vorerst keine Möglichkeit, an diesem Punkt weiter zu arbeiten.

Der Hebammenoberkurs sollte Mitte März mit den Prüfungen für das praktische Examen starten und auch dort war ein Kontakt mit der Hebammenschule komplett untersagt und die Prüfungen auf unbekannte Zeit verschoben. Aufgrund der Tatsache, dass die Studierenden des Studienganges Public Health an der MHH Erfahrung mit der Lernplattform Ilias haben, habe ich eine neue wichtige Aufgabe übernommen, die ebenfalls in engem Zusammenhang mit Gesundheitskompetenz steht: digitale Kompetenz und Vermittlung von Lerninhalten über Onlinemedien.

Das Ausbildungszentrum des   Krankenhauses hat die Lernplattform Ilias bereits installiert, aber die Hebammenschulabteilung nutzte diese bisher nicht. Nun wurden von einer Kollegin der Altenpflegeschule grob die Strukturen der Plattform erklärt und eine Nummer für Notfälle genannt.

In der folgenden Zeit bestand meine Aufgabe darin, die Hebammenkurse im Ilias arbeitsfähig zu machen. Dazu gehörte es, die Schülerinnen in das System einzupflegen und alle mit einem persönlichen Zugang auszustatten. Ebenso mussten die Hebammenlehrkräfte einen Zugang erhalten. Im nächsten Schritt wurden die Hebammenkurse auf der Lernplattform angelegt und die Lehrkräfte bekamen jeweils eigene Ordner zugewiesen.

Nachdem die technischen Voraussetzungen geschaffen waren, wurde damit begonnen, den Unterrichtenden die technischen Möglichkeiten unter Einhaltung der Corona-Verhaltensregeln nahzubringen. Zu den Verhaltensregeln im   Krankenhaus gehörte ein Mindestabstand von 1,50 Metern, nicht mehr als zwei Personen in einem Büro, das Tragen eines Mundschutzes im direkten Kontakt mit Anderen und regelmäßiges, häufiges Händewaschen. Unter diesen Umständen ist das Vermitteln von neuen technischen Möglichkeiten im Eins-zu-Eins-Kontakt eine langwierige Angelegenheit.

Neben der Einführung in Ilias wurde als Unterrichtsplattform für den Unterricht als interaktive Einheit die Möglichkeit über Zoom gewählt. Nachdem ich mir die Handhabung dieser Plattform autodidaktisch angeeignet hatte, habe ich sie den Kolleginnen der Hebammenschule vermittelt.

Schwieriger war die Einführung für die Schülerinnen in die neuen Medien, da es nicht die Möglichkeit einer direkten Schulung gab. Hier bekamen alle eine ausführliche Mail mit Anleitungen und der Bitte, sich bei Fragen oder Problemen direkten telefonischen Support zu holen. Diese Telefonschulung zur Nutzung war ebenfalls sehr zeitintensiv und es zeigte sich, dass überraschend viele Hebammenschülerinnen nur über unzureichende technische Möglichkeiten und noch weniger Know-how in der Anwendung verfügten.

In den letzten Wochen wurde der Unterricht dann gestaffelt über diese Medien abgehalten. Es gab jede Woche Lerntage, an denen sich die Schülerinnen zuordnen konnten, da diese an den anderen Tagen der Woche ihren Arbeitseinsatz auf den Stationen hatten. An den Lerntagen fand jeweils pro Woche immer der gleiche Ablauf mit den gleichen Inhalten statt, so dass jede Schülerin in kleineren Gruppen die Gelegenheit hatte, jedes Thema im Live-Unterricht vermittelt zu bekommen.

Der Live-Unterricht fand auf Zoom statt, so dass Präsentationen vorgetragen werden konnten. Durch das interaktive Vorgehen konnten die Schülerinnen hier direkt Fragen stellen oder weitere Medien wie zum Beispiel Filme konnten gezeigt werden. Auf der Lernplattform Ilias standen die Präsentation zum Nachlesen bereit und die Arbeitsaufträge zu den jeweiligen Vorlesungen waren hochgeladen.

Zum Thema Gesundheitskompetenz gab es eine Präsentation, welche mit einem Fragenteil zum Verständnis der Thematik abschloss (Anhang 4). Diese Fragen waren parallel als Onlinetest hinterlegt, so dass direkt eine Lernzielreflexion stattfinden konnte.

Über Ilias haben die Schülerinnen eine direkte, persönliche Rückmeldung zu ihren Aufgaben zum Thema erhalten.

Die theoretische Einführung und praktische Durchführung des Selbstbewertungsbogens mussten in der Corona-Zeit eingestellt werden, da nicht dringend notwendige Wege im Krankenhaus untersagt waren. Bis zum Ende des Praktikums am 03. Mai 2020 war kein Präsenzunterricht erlaubt.

5 Fazit

Die zu Grunde liegende Fragestellung, wie Schwangere an verständliche Informationen im Krankenhaus kommen, war für die Hebammen des Ausbildungszentrums neu und die Ergebnisse wurden mit Spannung erwartet. Tatsächlich wurde die Durchführung des Praktikums durch die weltweite Corona-Pandemie mit den fast täglich veränderten Regelungen immer wieder verändert und es wurden ganz neue Richtungen eingeschlagen. Dadurch konnte die primäre Fragestellung nicht bearbeitet werden.

Das Praktikum in der Corona-Krise hat gezeigt, dass es wichtig ist, in einer Projektdurchführung flexibel zu bleiben. Es war nötig, die geplanten Fragen immer wieder auf andere Wege zu beleuchten und nach einer möglichen Realisierbarkeit zu suchen. Dadurch war es ähnlich wie im Managementbereich ein „agiles" Vorgehen im Gegensatz zur zuerst geplanten „Wasserfallmethode". Durch den nationalen Shutdown mit seinen Kontaktverboten musste auch die Methode der Arbeit mit den Schülerinnen nicht nur neu geplant, sondern erstmalig installiert und geübt werden. Die Kernfragen für die Schülerin blieb im Bereich „Gesundheitskompetenz der Schwangeren". Als Projektdurchführende verschob sich die Beobachtung in die Richtung: „Was weiß die Fachgruppe über Gesundheitskompetenz"?.

Inhaltlich wurden die Schülerinnen gelehrt, um was es sich bei Gesundheitskompetenz handelt und das diese in Deutschland -und daher natürlich auch bei der Zielgruppe der Schwangeren- ganz unterschiedlich verteilt ist. Vielen Schülerinnen waren diese Tatsachen und die benötigten Fähigkeiten der Frau nicht klar. Vor dem ersten Input waren die meisten der Meinung, dass Gesundheitskompetenz bedeutet, sich gesund zu ernähren und ausreichend zu bewegen. Die weitgefasstere Definition war nahezu unbekannt und sorgte für Erstaunen.

Durch die eingesetzte Kommunikationstechnik (Anhang 3) bekamen die Schülerinnen klare Handreichungen, wie sie mit den Frauen sprechen können und mit welchen Methoden die wesentlichen Informationen zielgerichteter vermittelt werden können.

Sehr spannend war der Aspekt „Ask me three", da die Schülerinnen in der bisherigen Ausbildung die Schwangere als passiv und „unmündig" erlebt haben. Eine aktive Einbeziehung der Frau fand eher selten statt, in den Behandlungen und Gesprächen gaben Arzt und Hebamme vor, was die Frau als nächstes zu tun hatte, beziehungsweise welche Medikamente zu nehmen waren. Eine aufgeklärte Entscheidung der Frau hatten die Schülerinnen bis dahin im klinischen Setting noch nicht erlebt.

Nach der Schulung schauten die angehenden Hebammen erstmals nicht nur auf die Frau, sondern auch auf die Art und Weise der Kommunikation seitens des Arztes oder der examinierten Hebamme. Leider haben die Schülerinnen wenig bis gar keine Umsetzung der Kommunikationsregeln (Anlage 3) erlebt.

Auch auf Seiten der Schwangeren konnten die Auszubildende Unterschiede erleben. Diese erschienen oftmals schlecht bis gar nicht vorbereitet zum Gespräch. Einen wichtigen Aspekt hierbei stellte offensichtlich der sozioökonomische Hintergrund dar. So war die kleine Gruppe der informierten und gut vorbereiteten Frauen, welche dazu auch über das Gespräch hinaus Fachfragen stellten, ausnahmslos in der oberen Bildungsschicht angesiedelt.

Die Erkenntnisse des Praktikums zeigen, dass bei der Bildung von Gesundheitskompetenz nicht nur Schulungen und Unterstützung auf Seiten der Patienten und zu behandelnden Frauen wichtig und nötig ist, sondern ebenfalls ein besonderes Augenmerk auf das handelnden Fachpersonal gelegt werden muss.

Das Thema Gesundheitskompetenz mit Definition und Handlungsoptionen, sowie Kommunikationsschulung ist bisher nicht im Ausbildungscurriculum der Hebammen verankert. Hier wird es hoffentlich positive Effekte geben, da das Hebammenexamen künftig über eine Akademisierung der Ausbildung geregelt ist. In diesem Studiengang, der eine praktische Ausbildung mit Examen beinhaltet, sind Module zur Kommunikation fester Bestandteil und daher ist eine Grundbildung künftig vorhanden.

In der Vergangenheit konnten Hebammen Kommunikationsseminare im Rahmen der Fortbildungspflicht besuchen. In diesen Seminaren wurden verschiedene Kommunikationsmethoden vermittelt, allerdings sind Fortbildungen in diesem Bereich bisher nicht verpflichtend gewesen. Diese wurden von den Kolleginnen besucht, die sich für das Thema interessierten oder einen Bedarf erkannt haben.

Aus den Erfahrungen der Hebammenschülerinnen ist der Schluss zu ziehen, dass die Kriterien zur Beurteilung der Gesundheitskompetenz passend und anwendbar sind. Wichtig ist, dass die Vermittlung des Konzeptes „Gesundheitskompetenz" mit seinen Handlungsoptionen stattfindet. Dies ist ein erster wichtiger Schritt, um die Zielgruppe der Hebammen kompetent zu unterstützen.

Dazu passt Modul 3 „MitarbeiterInnen in Kommunikationskompetenz schulen" (Anlage 2) des Bogens „Selbstbewertungs-Instrument für die organisatorische Gesundheitskompetenz von Krankenhäusern". Auch wenn dieser für das Praktikum geplante Untersuchungsschritt nicht stattfinden konnte, lässt die Rückmeldung der Hebammenschülerinnen den Schluss zu, dass die Auswertung hier „Luft nach oben" ergeben hätte.

Abschließend kann man das Fazit ziehen, dass viel mehr getan werden muss, damit die Gesundheitskompetenz der Bevölkerung gestärkt wird. Ein Krankenhaus ist dafür ein guter Ort und hier ist im Bereich Kreißsaal und Schwangerenambulanz sicher weitere Anstrengung nötig, um die Frauen zu unterstützen.

Gerade durch die aktuelle Entwicklung in der Corona-Pandemie wird deutlich, wie unsicher viele Menschen sind, weil es durch die Neuartigkeit der Erkrankung keine sicheren Therapie- und Verhaltensoptionen gibt. Jeder von uns kann spüren, wie sich Unsicherheit und fehlende Handlungskompetenzen im Alltag auf uns auswirken.

Über die tatsächliche Möglichkeit, Gesundheitskompetenz im   Krankenhaus zu erwerben, kann nach diesem Praktikumsverlauf keine valide Aussage getroffen werden. Weitere Untersuchungen sind notwendig und sicher lehrreich. Möglicherweise bietet sich nach der Corona-Pandemie hier eine erneute Gelegenheit.

Abbildungsverzeichnis

Abkürzungsverzeichnis

EVV   Elisabeth Vinzenz Verbund

GDM   Gestationsdiabetes

RKI   Robert Koch Institut

Literaturverzeichnis

Bauer, U., Beauchamp, A., Berens, E.M., Bröder, J., Dahlvik, J., Dierks, M.L., Dietscher, C., Domanska, O., Ewers, M., Firnges, C., Ganahl, K., Hartung, U., Haslbeck, J., Hurrelmann, K., Jordan, S., Kolpatzik, K., Meleis, A.I., Messer, M., Okan, O., Osborne, R., Pelikan, J., Pinheiro, P., Quenzel, G., Rudd, R.E., Schaeffer, D., Schmidt-Kaehler, S., Schulz, P., Seidel, G., Vogt, D., Zok, K. (2017): Health Literacy. Forschungsstand und Perspektiven. Hogrefe Verlagsgruppe, Göttingen, Wien, Oxford, Boston, Paris, Amsterdam, Prag, Florenz, Kopenhagen, Stockholm, Helsinki, Sao Paulo

Dietscher, C., Lorenc, J., Pelikan, J. (2015): Pilottestung zum „Selbstbewertungs-Instrument für die organisationale Gesundheitskompetenz von Krankenhäusern" gemäß dem Wiener Konzept Gesundheitskompetenter Krankenbehandlungsorganisationen. LBIHPR Forschungsbericht

GKV-Spitzenverband (2017): Gemeinsame Empfehlung zur Förderung und Durchführung von Patientenschulungen. In Zusammenarbeit mit dem Verband der Erstazkassen e.V., AOK-Bundesverband, BKK Dachverband, IKK e.V., Knappschaft und LKK

Kolpatzik, K. Hrsg. (2019): Gesundheitskompetenz im Fokus. Das Praxishandbuch. Berlin: Kompart

Nationaler Aktionsplan Gesundheitskompetenz: Die Gesundheitskompetenz in Deutschland stärke. Online verfügbar unter: https://www.nap-gesundheitskompetenz.de/ (abgerufen am 11.03.2020)

Robert Koch-Institut: Allgemeines zu Gesundheitskompetenz. Bundesinstitut im Geschäftsbereich des Bundesministeriums für Gesundheit. Online verfügbar unter: https://www.rki.de/DE/Content/Gesundheitsmonitoring/Gesundheitsberichterstattung/GesundAZ/Content/G/GesKompetenz/Inhalt/gesundheitskompetenz_inhalt.html;jsessionid=BE40E3E9E17FC78F68878DAD894022A3.internet062?nn=2408450 (abgerufen am 10.03.2020)

Schaeffer, D., Hurrelmann, K., Bauer, U., Kolpatzik, K. (2018): Nationaler Aktionsplan Gesundheitskompetenz. Die Gesundheitskompetenz in Deutschland stärken. Berlin: KomPart

Schmidt-Kaehler, S., Vogt, D., Berens, E.M., Horn, A., Schaeffer, D. (2017): Gesundheitskompetenz: Verständlich informieren und beraten. Material- und Methodensammlung zur Verbraucher- und Patientenberatung für Zielgruppen mit geringer Gesundheitskompetenz. Bielefeld: Universität Bielefeld

Schwartz, F.W., Badura, B., Busse, R., Leidl, R., Raspe, H., Siegrist, J., Walter, U., Abelin, T., Amelung, V., Boeing, H., Bös, K., Arolt, V., Bentz, J., Berger, M., Brand, A., Brand, H., Brehm, W., Brößkamp-Stone, U., Bitzer, E.M., Pfaff, H., Rosenbrock, R., Pfäfflin, M., Pöld-Krämer, S., Schaeffer, D., Pott, E., Razum, O., Schäfer, T., Schienkiewitz, A., Schlaud, M., Rienhoff, O., Schmacke, N., Schmidt, T., Schmidtke, J., Schreiber, A., Sperling, M., Stark, K., Stößel, U., Schwefel, D., Seger, W., Siebert, U., Trojan, A., Strodtholz, P., Troschke, J.v., Walter, D., Wismar, M., Wienold, M. (2012): Public Health. Gesundheit und Gesundheitswesen. Urban & Fischer Verlag/Elsevier GmbH

Anhangverzeichnis

Anhang

Der Selbstbewertungsbogen

Allgemeine Daten zur Selbstbewertung in der Einrichtung	
Name der Organisation:	Klicken Sie hier, um Text einzugeben.
Wer ist für die Koordination der Selbstbewertung verantwortlich (Name, Position in der Einrichtung)?	Klicken Sie hier, um Text einzugeben.
Für welche Organisationseinheit führen Sie die Selbstbewertung durch (z.B. gesamte Organisation; Abteilung für...)?	Klicken Sie hier, um Text einzugeben.
Wer wirkt noch an der Selbstbewertung mit (Name, Abteilung, Position in der Einrichtung)?	Klicken Sie hier, um Text einzugeben. Klicken Sie hier, um Text einzugeben. Klicken Sie hier, um Text einzugeben. Klicken Sie hier, um Text einzugeben. Klicken Sie hier, um Text einzugeben. Klicken Sie hier, um Text einzugeben. Klicken Sie hier, um Text einzugeben.
In welchem Umfeld ist die Organisation angesiedelt?	☐ Markt, Dorf oder ländliche Umgebung (unter 3 000 Einwohner) ☐ Kleinstadt (3 000 bis 15 000 Einwohner) ☐ Stadt (15 000 bis 100 000 Einwohner) ☐ Großstadt (100 000 bis 1 000 000 Einwohner) ☐ Metropole (mehr als 1 000 000 Einwohner)
Wie viele MitarbeiterInnen (Vollzeit-Äquivalente) beschäftigt die Organisation?	Klicken Sie hier, um Text einzugeben.
Bitte geben Sie die Anzahl der MitarbeiterInnen in den unterschiedlichen Berufsgruppen in der Organisation an:	☐ Ärzt/inn/e/n Klicken Sie hier, um Text einzugeben. ☐ Pflegepersonen (einschließlich Pflegehelfer/innen) Klicken Sie hier, um Text einzugeben. ☐ Andere Gesundheitsberufe (z.B. Therapeut/inn/en, Pharmazeut/inn/en, medizinisch-technisches Personal) Klicken Sie hier, um Text einzugeben. ☐ Management und Verwaltung Klicken Sie hier, um Text einzugeben. ☐ Wirtschafts- und Versorgungsdienste (z.B. Reinigung, Küche) Klicken Sie hier, um Text einzugeben. ☐ Alle anderen Mitarbeiter/innen Klicken Sie hier, um Text einzugeben.
Wie viele stationäre PatientInnen behandelt die Organisation in etwa pro Jahr?	Klicken Sie hier, um Text einzugeben.
Wie viele ambulante PatientInnen behandelt die Organisation in etwa pro Jahr?	Klicken Sie hier, um Text einzugeben.
Bitte geben Sie die häufigsten Nationalitäten / Sprachgruppen Ihrer PatientInnen an:	☐ Deutsch ☐ Kroatisch / Serbisch / Bosnisch ☐ Türkisch ☐ Polnisch ☐ Russisch

Allgemeine Daten zur Selbstbewertung in der Einrichtung

	☐ Slowakisch, Tschechisch ☐ Ungarisch ☐ Englisch ☐ **Andere und zwar**: Klicken Sie hier, um Text einzugeben.
Bitte geben Sie die häufigsten Nationalitäten / Sprachgruppen Ihrer MitarbeiterInnen an:	☐ Deutsch ☐ Kroatisch / Serbisch / Bosnisch ☐ Türkisch ☐ Polnisch ☐ Russisch ☐ Slowakisch, Tschechisch ☐ Ungarisch ☐ Englisch ☐ **Andere und zwar**: Klicken Sie hier, um Text einzugeben.
Welche klinischen Schwerpunkte hat Ihre Organisation?	☜ Klicken Sie hier, um Text einzugeben.
Wer ist für Ihre Organisation zugangsberechtigt?	☐ Allgemeine Öffentlichkeit ☐ Beschränkter Zugang (z.B. Leistungserbringung ausschließlich für KundInnen einer bestimmten Krankenkasse oder für PrivatzahlerInnen)
Ist Ihre Organisation gewinnorientiert?	☐ Nicht gewinnorientiert ☐ Gewinnorientiert
Wer ist der Träger Ihrer Organisation?	☐ Öffentlicher Träger auf Bundesebene ☐ Öffentlicher Träger auf Regional- und Lokalebene ☐ Versicherung (z.B. Gesundheits-, Unfall-, Pensions- oder Privatversicherung) ☐ Wohltätige Einrichtung ☐ Geistlicher Träger ☐ Privatunternehmen, Privatperson, oder sonstige private Einrichtung
Ist Ihre Organisation in der Ausbildung von Gesundheitsberufen tätig?	☐ Nein, keine Ausbildungen ☐ Ja, allgemeine Berufsausbildung (z.B. ÄrztInnen / Pflegepersonen in Ausbildung) ☐ Ja, spezialisierte Ausbildungen (z.B. Universitätskrankenhaus)

3 STANDARD 3:

Mitarbeiterinnen für die gesundheitskompetente Kommunikation mit
Patientinnen qualifizieren

Gesundheitskompetenz ist Thema der Personalentwicklung. Es gibt Aus- bzw.
Fortbildungscurricula für Mitarbeiterschulungen zur gesundheitskompetenten
Kommunikation mit Patientinnen.

3.1 Mitarbeiterschulungen zur gesundheitskompetenten Kommunikation mit Patientinnen beziehen sich auf alle Kommunikationssituationen.	Ja (76-100%)	Eher Ja (51-75%)	Eher Nein (26-50%)	Nein (0-25%)	Nicht zutref-fend
3.1.1 Gesundheitskompetenz wird als wesentliche professionelle Kompetenz verstanden. Dokumente belegen dies (z.B. Stellenausschreibungen, Personalentwicklungspläne).	☐	☐	☐	☐	☐
Kommentare / Belege: Klicken Sie hier, um Text einzugeben.					
3.1.2 Bei der Einstellung neuer Mitarbeiterinnen wird Wert auf deren Gesundheitskompetenz und Kommunikationsfähigkeit gelegt.	☐	☐	☐	☐	☐
Kommentare / Belege: Klicken Sie hier, um Text einzugeben.					
3.1.3 Ressourcen für Personalschulungen zur Gesundheitskompetenz sind gewidmet.	☐	☐	☐	☐	☐
Kommentare / Belege: Klicken Sie hier, um Text einzugeben.					
3.1.4 Es ist sichergestellt, dass die Mitarbeiterinnen – insbesondere jene mit Patientenkontakt – Schulungen in Gesundheitskompetenz erhalten.	☐	☐	☐	☐	☐
Kommentare / Belege: Klicken Sie hier, um Text einzugeben.					
3.1.5 Neue Mitarbeiterinnen – insbesondere jene mit Patientenkontakt – erhalten in der Einschulungsphase eine Grundorientierung in Gesundheitskompetenz.	☐	☐	☐	☐	☐
Kommentare / Belege: Klicken Sie hier, um Text einzugeben.					
3.1.6 Interne Expertinnen fungieren als Rollenmodelle, Mentorinnen und	☐	☐	☐	☐	☐

3.1 Mitarbeiterschulungen zur gesundheitskompetenten Kommunikation mit PatientInnen beziehen sich auf alle Kommunikationssituationen.	Ja (76-100%)	Eher Ja (51-75%)	Eher Nein (26-50%)	Nein (0-25%)	Nicht zutreffend
LehrerInnen für Gesundheitskompetenz.					
Kommentare / Belege: Klicken Sie hier, um Text einzugeben.					
3.1.7 MitarbeiterInnen – insbesondere jene mit Patientenkontakt – erhalten regelmäßig Feedback über ihre Kommunikationsqualität.[4]	☐	☐	☐	☐	☐
Kommentare / Belege: Klicken Sie hier, um Text einzugeben.					
Die MitarbeiterInnen werden in folgenden Punkten geschult: (→ vgl. auch Anhang 2 für mögliche Schulungs-Inhalte):	☐	☐	☐	☐	☐
3.1.8 Verwendung von Alltagssprache (keine Fachausdrücke, einfache Sätze, etc.).	☐	☐	☐	☐	☐
Kommentare / Belege: Klicken Sie hier, um Text einzugeben.					
3.1.9 Informationen dosiert und handlungsorientiert gestalten.	☐	☐	☐	☐	☐
Kommentare / Belege: Klicken Sie hier, um Text einzugeben.					
3.1.10 Aktiv zuhören, Anregen von Fragen.	☐	☐	☐	☐	☐
Kommentare / Belege: Klicken Sie hier, um Text einzugeben.					
3.1.11 Rückbestätigungs-Techniken wie *Chunk-and-Check* oder *Teach-Back* (→ siehe *Glossar*).	☐	☐	☐	☐	☐
Kommentare / Belege: Klicken Sie hier, um Text einzugeben.					
3.1.12 Unterstützung der Kommunikation durch audiovisuelle Hilfsmittel.	☐	☐	☐	☐	☐
Kommentare / Belege: Klicken Sie hier, um Text einzugeben.					
3.1.13 Grundsätze der Gestaltung leicht verständlicher unterstützender schriftlicher Dokumente und Materialien.	☐	☐	☐	☐	☐
Kommentare / Belege: Klicken Sie hier, um Text einzugeben.					

3.1 Mitarbeiterschulungen zur gesundheitskompetenten Kommunikation mit PatientInnen beziehen sich auf alle Kommunikationssituationen.	Ja (76-100%)	Eher Ja (51-75%)	Eher Nein (26-50%)	Nein (0-25%)	Nicht zutreffend
3.1.14 Zusammenarbeit mit DolmetscherInnen.	☐	☐	☐	☐	☐
Kommentare / Belege: Klicken Sie hier, um Text einzugeben.					

Anhang 3: Gesundheitskompetenz Stichpunkte Kommunikation

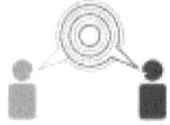

Gesundheitskompetenz
HEALTH LITERACY in Deutschland

Empathische Grundhaltung einnehmen

Augenkontakt herstellen

Vorwissen abfragen

Aktiv zuhören und Fragen stellen

Langsam und deutlich sprechen

Alltagssprache verwenden

Kurze und einfache Sätze bilden

Zahl der Botschaften begrenzen

Informationen in „Häppchen" aufteilen

Handlungsanleitungen geben

Wichtige Punkte betonen und wiederholen

Visuelle Medien einsetzen

Schriftliche Informationen bereitstellen

Teach-Back-Methode einsetzen

Nächste Schritte erklären

Patienten ermutigen, Fragen zu stellen

04.05.20

Anhang 4: Fragenkatalog zur Bearbeitung nach PowerPoint

Fragen

1. Was verstehen Sie unter Gesundheitskompetenz?

2. Wie beurteilen sie die Gesundheitskompetenz in Deutschland? (Quelle?)

3. Haben Sie für ihre Einschätzung zu 2. ein Beispiel?

4. Wo bekommen Schwangere Informationen?

5. Woran kann ich als Hebamme erkennen, wie es um die Gesundheitskompetenz der betreuten Frau steht?

6. Was ist „ask me 3"?

7. Wie kann die Hebamme die Kompetenz der Frau unterstützen?

8. Warum ist Gesundheitskompetenz wichtig? (Aktuell und für die Zukunft

18

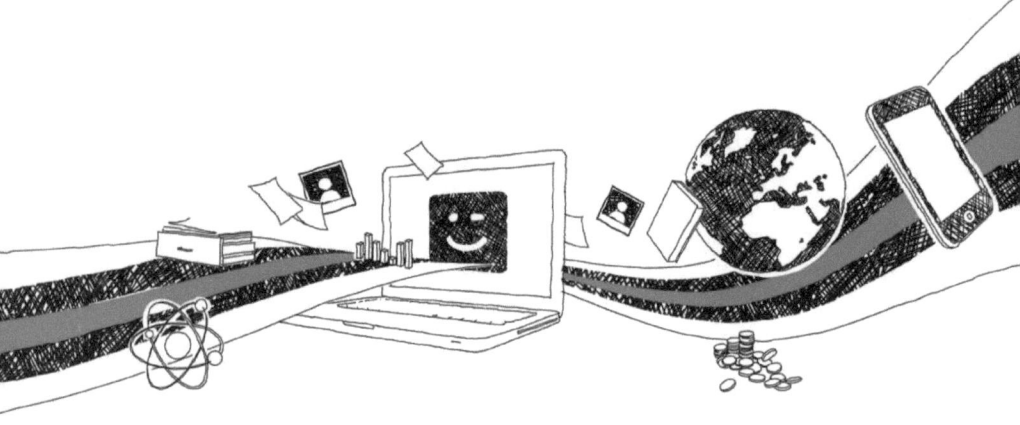
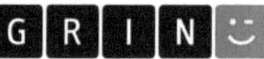